SOMMAIRE

MODULE 1

LES PRINCIPES DE BASE DE LA NUTRITION

Objectifs et l'importance de la nutrition

La nutrition est un pilier fondamental de la performance sportive. Elle est à la croisée des chemins entre la science, la santé et l'athlète, influençant chaque aspect de l'entraînement et de la compétition. Pour comprendre pleinement son importance, il est essentiel d'examiner ses multiples facettes et son impact sur l'athlète.

Rôle Crucial de la Nutrition dans la Performance Sportive

Chaque athlète, qu'il soit amateur ou professionnel, s'efforce d'atteindre son potentiel maximal. Cela nécessite un entraînement rigoureux, une détermination sans faille et une nutrition optimale. La nutrition fournit l'énergie nécessaire pour s'entraîner, récupérer et, finalement, performer. Sans une nutrition adéquate, même le sportif le plus talentueux et le plus entraîné peut voir ses performances diminuer. L'énergie est le carburant du corps. Elle provient des aliments que nous consommons, qui sont ensuite décomposés en nutriments utilisables. Ces nutriments alimentent nos muscles,

soutiennent nos fonctions
corporelles essentielles et nous permettent
de nous
déplacer, de penser et d'agir. Dans le
contexte sportif, l'énergie est essentielle pour
soutenir l'effort physique intense et prolongé.
Mais la nutrition ne se limite pas à fournir
de l'énergie.
Elle joue également un rôle crucial dans la
récupération après l'exercice. Les muscles
sollicités pendant
l'entraînement ont besoin de nutriments pour
se réparer et se renforcer. Une alimentation
adéquate peut
accélérer ce processus, réduisant le temps
de
récupération et minimisant le risque de
blessures.

Prévention des Blessures grâce à la Nutrition

Les blessures sont la bête noire de tout
athlète. Elles
peuvent entraver la progression, réduire la
performance et, dans les cas les plus graves,
mettre fin à une
carrière. Si de nombreux facteurs contribuent

au risque de blessure, la nutrition est l'un des rares que les
athlètes peuvent contrôler directement.
Les os, les tendons, les ligaments et les muscles ont tous besoin de nutriments spécifiques pour rester forts et
fonctionnels. Le calcium et la vitamine D, par exemple, sont essentiels à la santé osseuse. Les protéines sont cruciales pour la réparation et la croissance
musculaires. En fournissant à l'organisme les nutriments dont il a besoin, les athlètes peuvent renforcer ces
structures et réduire le risque de blessures.

Besoins Nutritionnels Spécifiques des Athlètes

Tout le monde a besoin d'une alimentation équilibrée
pour rester en bonne santé. Cependant, les athlètes ont des besoins nutritionnels qui leur sont propres. En raison de l'intensité et de la fréquence de leurs entraînements, ils ont besoin de plus de calories, de protéines et de
certains nutriments que la population

générale.
Les glucides sont particulièrement importants
pour les athlètes. Ils sont la principale
source d'énergie du corps pendant l'exercice
de haute intensité. Sans un apport
suffisant en glucides, les athlètes peuvent se
sentir
fatigués, léthargiques et incapables de
maintenir leur niveau de performance.

Les protéines sont également essentielles. Elles
soutiennent la croissance et la réparation
musculaires, aident à la récupération après
l'exercice et peuvent
même fournir de l'énergie si nécessaire. Les
athlètes ont besoin de plus de protéines que
la population générale pour soutenir ces
fonctions.
Enfin, les graisses jouent également un rôle
dans la nutrition sportive. Bien qu'elles soient
souvent
diabolisées, les graisses sont une source
d'énergie
essentielle, en particulier pendant l'exercice
de faible intensité et de longue durée.

Thermodynamique et énergie : fondements et implications pour les athlètes

La thermodynamique est une branche de la
physique qui étudie les lois régissant les

transferts d'énergie et
les transformations d'une forme d'énergie à
une autre. Bien que ce domaine puisse
sembler éloigné du monde du sport, il est en
réalité au cœur de la performance
athlétique. Chaque mouvement, chaque effort
et chaque récupération sont sous-tendus par
des
principes thermodynamiques.

Les Bases de la Thermodynamique

La thermodynamique repose sur plusieurs
lois
fondamentales qui décrivent comment
l'énergie est conservée, transférée et
transformée. Ces lois sont
universelles et s'appliquent à tous les
systèmes, qu'il
s'agisse d'un moteur à combustion, d'une
étoile lointaine ou d'un athlète en plein
effort.
La première loi, souvent appelée loi de
conservation de l'énergie, stipule que
l'énergie ne peut être ni créée ni
détruite, seulement transformée d'une forme
à une

autre. Pour les athlètes, cela signifie que l'énergie qu'ils consomment sous forme de nourriture est convertie en énergie mécanique, thermique et chimique pour soutenir leurs activités.

La deuxième loi est plus subtile. Elle concerne l'entropie, une mesure du désordre ou de la dispersion de l'énergie. Selon cette loi, l'entropie d'un système isolé ne peut que augmenter, ce qui signifie que l'énergie a tendance à se disperser et à devenir moins utilisable avec le temps.
Pour les athlètes, cela a des implications pour la récupération et la fatigue.

L'Énergie : Carburant de la Performance Athlétique

L'énergie est le carburant de la performance. Elle
provient des aliments que nous consommons, qui sont décomposés en nutriments et transformés en ATP, la
principale monnaie énergétique du corps. L'ATP alimente chaque contraction musculaire, chaque battement de

cœur et chaque pensée.
Les athlètes ont des besoins énergétiques
accrus en
raison de l'intensité de leurs entraînements
et de leurs compétitions. Ils doivent donc
veiller à consommer
suffisamment de calories pour soutenir leurs
activités. Cependant, toutes les calories ne
sont pas égales. Les glucides, les protéines
et les lipides fournissent de
l'énergie, mais à des taux et par des
mécanismes différents.

Implications pour la Nutrition Sportive

La thermodynamique a des implications
directes pour la nutrition sportive. Les
athlètes doivent non seulement
consommer suffisamment de calories pour
répondre à leurs besoins énergétiques, mais
ils doivent également veiller à ce que ces
calories proviennent de sources de haute
qualité.

Les glucides sont la principale source d'énergie pour les exercices de haute intensité. Ils sont stockés dans les

muscles et le foie sous forme de glycogène et sont
rapidement disponibles lorsque l'intensité augmente.
Les lipides, en revanche, fournissent une source
d'énergie plus lente mais plus durable, en particulier
pour les exercices de faible intensité et de longue durée. Les protéines, bien qu'elles ne soient généralement pas une source d'énergie primaire, sont essentielles pour la réparation et la croissance musculaires.

Métabolisme et besoins énergétiques : comprendre les fondations de la performance athlétique

12

Le métabolisme est le moteur qui alimente le corps
humain. Il s'agit de l'ensemble des réactions
chimiques qui se produisent dans nos
cellules pour maintenir la
vie. Ces réactions transforment les nutriments
que nous consommons en énergie,
permettant ainsi à nos
muscles de se contracter, à notre cœur de
battre et à notre cerveau de fonctionner.
Pour les athlètes,
comprendre le métabolisme et les besoins
énergétiques est essentiel pour optimiser la
performance et la
récupération.

Le Métabolisme Expliqué

Le métabolisme peut être divisé en deux
catégories principales : le catabolisme et
l'anabolisme. Le
catabolisme concerne la dégradation des
molécules pour produire de l'énergie. Par
exemple, lors de la
digestion, les aliments sont décomposés en
molécules plus petites, comme les glucides

en glucose, qui
peuvent ensuite être utilisés pour produire de
l'énergie.
L'anabolisme, en revanche, utilise cette
énergie pour
construire et réparer les cellules. Cela inclut
la synthèse de nouvelles protéines pour la
croissance et la
réparation musculaires, la production de
nouvelles
cellules et la synthèse d'hormones et
d'autres molécules essentielles.

Le métabolisme de base (MB) est la quantité
d'énergie dont le corps a besoin au repos
pour maintenir ses
fonctions vitales, comme la respiration, la
circulation sanguine et la régulation de la
température. Le MB est influencé par
plusieurs facteurs, dont l'âge, le sexe, la
génétique et la composition corporelle.

Besoins Énergétiques des Athlètes

Les athlètes ont des besoins énergétiques
uniques. En plus du MB, ils doivent
également tenir compte de

l'énergie dépensée pendant l'entraînement et la
compétition. Cette dépense énergétique peut varier considérablement en fonction de l'intensité et de la
durée de l'activité, ainsi que du type de sport pratiqué. Pour optimiser la performance, il est essentiel que les athlètes consomment suffisamment de calories pour répondre à leurs besoins énergétiques. Une consommation insuffisante peut entraîner une fatigue prématurée, une récupération plus lente et un risque accru de blessures.
Les glucides sont la principale source d'énergie pour les exercices de haute intensité. Ils sont stockés dans les muscles et le foie sous forme de glycogène et sont
rapidement disponibles lorsque l'intensité augmente. Les lipides fournissent une source d'énergie plus lente mais plus durable, en particulier pour les exercices de faible intensité et de longue durée. Les protéines, bien qu'elles ne soient généralement pas une source
d'énergie primaire, sont essentielles pour la réparation et la croissance musculaires.

Équilibrer l'Apport et la Dépense Énergétique

Pour maintenir un poids stable, l'apport énergétique (calories consommées) doit être équilibré avec la
dépense énergétique (calories brûlées). Si un athlète
consomme plus de calories qu'il n'en dépense, il prendra du poids. Inversement, s'il dépense plus de calories qu'il n'en consomme, il perdra du poids.
Pour les athlètes, cet équilibre est crucial. Une prise de poids excessive peut réduire la performance, surtout
dans les sports où le rapport poids-puissance est
important. Une perte de poids excessive peut réduire la masse musculaire, affaiblir le système immunitaire et
augmenter le risque de blessures.

Implications pour la nutrition sportive : une compréhension

16

essentielle pour l'optimisation de la performance

La nutrition sportive est un domaine complexe qui englobe une multitude de facteurs, allant de la
physiologie de base à la biochimie avancée. Pour les
athlètes, comprendre les implications de la nutrition sur leur performance, leur récupération et leur santé
globale est essentiel. Cela va bien au-delà de la simple consommation de calories ; il s'agit de fournir au corps les bons nutriments, au bon moment, pour soutenir des niveaux optimaux de performance.

La Nutrition comme Carburant

Au cœur de la nutrition sportive se trouve la notion de
l'alimentation comme carburant. Les athlètes ont besoin d'énergie pour s'entraîner, concourir et récupérer. Cette énergie provient

des aliments qu'ils consomment, en particulier des glucides, des protéines et des lipides.

Glucides : Ils sont la principale source d'énergie rapide pour les exercices de haute intensité. Les glucides sont stockés dans les muscles et le foie sous forme de glycogène, qui peut être rapidement converti en glucose pour fournir de l'énergie pendant l'effort.

Protéines : Elles sont essentielles pour la réparation et la croissance musculaires. Après un exercice intense, les muscles sont endommagés et ont besoin de protéines pour se réparer.

Lipides : Ils fournissent une source d'énergie plus lente et durable, idéale pour les exercices d'endurance de longue durée.

Hydratation et Électrolytes

L'eau est un élément souvent négligé mais absolument vital pour la performance sportive. Une déshydratation même légère peut avoir un impact significatif sur la

performance, entraînant une fatigue prématurée, des
crampes et une diminution de la capacité de travail. Les électrolytes, tels que le sodium, le potassium et le
chlorure, jouent un rôle crucial dans le maintien de l'équilibre hydrique et la fonction musculaire.

Micronutriments et Performance

Les vitamines et les minéraux, bien qu'ils ne fournissent pas d'énergie directement, jouent un rôle crucial dans
de nombreux processus métaboliques qui soutiennent la performance athlétique. Par exemple, le fer est essentiel pour le transport de l'oxygène dans le sang, le calcium
et la vitamine D sont cruciaux pour la santé osseuse, et les antioxydants comme la vitamine C et la vitamine E aident à protéger les cellules contre les dommages.

Planification des Repas et Timing Nutritionnel

Le moment de la consommation de
nourriture peut avoir un impact significatif
sur la performance et la
récupération. Manger un repas riche en
glucides avant un entraînement peut fournir
l'énergie nécessaire pour soutenir un effort
intense. Après l'entraînement,
consommer des protéines et des glucides
peut aider à reconstituer les réserves de
glycogène et à réparer les muscles
endommagés.

Suppléments et Performance

Le marché des suppléments sportifs est
vaste, allant des protéines en poudre aux
préparations pré-entraînement en passant par
les vitamines et les minéraux. Si certains
peuvent offrir des avantages réels en termes
de
performance et de récupération, il est
essentiel de les choisir judicieusement et de
s'informer sur leur
efficacité et leur sécurité.

Défis de la Nutrition Sportive

La nutrition sportive est un domaine en constante
évolution, avec de nouvelles recherches et découvertes émergentes. Les athlètes sont souvent confrontés à des informations contradictoires et doivent être équipés pour démêler le mythe de la réalité.

Hydratation et performance sportive: l'importance vitale de l'eau pour l'athlète

L'hydratation est souvent sous-estimée dans le monde du sport, mais elle joue un rôle crucial dans la
performance, la récupération et la santé globale de l'athlète. L'eau est le principal composant du corps
humain, représentant environ 60 % de son poids total.
Elle est essentielle à presque toutes les onctions
corporelles, de la régulation de la température à la
digestion, en passant par le transport des nutriments.
Pour les athlètes, une hydratation adéquate peut faire la différence entre une performance optimale et une
défaillance prématurée.

Les Fonctions de l'Eau dans le Corps

L'eau est le solvant universel du corps, facilitant le
transport des nutriments, des hormones et des déchets. Elle joue également un rôle crucial dans la régulation de la température corporelle. Lors d'un exercice intense, les muscles produisent de la chaleur, ce qui augmente la
température interne. Pour compenser, le corps transpire, libérant de la chaleur sous forme de vapeur d'eau. Sans une hydratation adéquate, ce mécanisme de refroidissement peut être compromis, mettant l'athlète en danger.

Déshydratation et Ses Effets sur la Performance

La déshydratation survient lorsque la perte d'eau du corps dépasse son apport. Même une légère
déshydratation, aussi peu que 2 % de la masse
corporelle, peut avoir un impact significatif sur la
performance sportive. Les symptômes peuvent inclure une fatigue prématurée, des crampes musculaires, des étourdissements et une diminution de la coordination. À mesure que la déshydratation s'aggrave, le risque de coup de chaleur augmente, une condition potentiellement mortelle où le corps est incapable de
réguler sa température. Les athlètes qui s'entraînent ou concourent dans des conditions chaudes et humides
sont particulièrement à risque.

Stratégies d'Hydratation pour les Athlètes

La clé de l'hydratation est la prévention. Les

athlètes doivent commencer leur
entraînement ou leur
compétition bien hydratés. Cela signifie boire
régulièrement tout au long de la journée,
pas seulement juste avant ou pendant
l'exercice.
Pendant l'exercice, la quantité d'eau
nécessaire dépend de nombreux facteurs,
dont l'intensité de l'activité, la
température ambiante et le taux de
transpiration de
l'individu. En règle générale, les athlètes
doivent viser à boire toutes les 10 à 20
minutes pendant l'activité.
Après l'exercice, il est essentiel de
reconstituer les
liquides perdus. Une bonne règle de base est
de boire 1,5 litres d'eau pour chaque
kilogramme de poids perdu
pendant l'activité.

Électrolytes et Performance

L'eau n'est pas la seule préoccupation en matière
d'hydratation. Les électrolytes, tels que le sodium, le
potassium et le chlorure, sont essentiels pour maintenir l'équilibre hydrique et la fonction musculaire. Lors de la transpiration, ces électrolytes sont perdus en plus de l'eau, et leur déséquilibre peut entraîner des crampes, de la faiblesse et, dans les cas graves, des troubles
cardiaques.
De nombreuses boissons pour sportifs contiennent des électrolytes pour aider à leur remplacement.
Cependant, il est essentiel de choisir une boisson
adaptée à l'intensité et à la durée de l'exercice, ainsi qu'aux conditions environnementales.

Planification des repas pour les athlètes : optimiser la nutrition

Planification des Repas pour les Athlètes : Optimiser la Nutrition pour la Performance

La nutrition est un élément clé de la performance
sportive. Pour les athlètes, la planification des repas ne se résume pas à manger sainement ; il s'agit de fournir au corps les bons nutriments, au bon moment, pour soutenir l'entraînement, la compétition et la récupération. Une planification efficace des repas peut aider les athlètes à atteindre leurs objectifs, qu'il
s'agisse d'améliorer la force, l'endurance, la composition corporelle ou la santé globale.

Les Fondamentaux de la Planification des Repas

La planification des repas pour les athlètes repose sur plusieurs principes fondamentaux :
Équilibrer les Macronutriments : Les glucides, les

protéines et les lipides sont les trois
macronutriments essentiels. Les glucides
fournissent de l'énergie
rapide, les protéines soutiennent la
croissance et la
réparation musculaires, et les lipides
fournissent une source d'énergie durable.
Hydratation : Comme mentionné
précédemment,
l'hydratation est vitale. Les athlètes doivent
s'assurer de boire suffisamment d'eau tout
au long de la
journée et de remplacer les électrolytes
perdus pendant l'exercice.
Micronutriments : Les vitamines et les minéraux
jouent un rôle crucial dans de nombreux
processus métaboliques. Une alimentation
équilibrée et variée peut aider à garantir un
apport adéquat en
micronutriments essentiels.
Planification Autour de l'Entraînement
Le timing des repas par rapport à
l'entraînement est essentiel pour optimiser la
performance et la
récupération.
Avant l'entraînement : Un repas riche en
glucides 2 à 3 heures avant l'entraînement
peut fournir l'énergie

nécessaire. Évitez les aliments trop gras ou trop fibreux, car ils peuvent causer des inconforts

digestifs.

Pendant l'entraînement : Pour les séances prolongées, des boissons pour sportifs contenant des glucides et des électrolytes peuvent être bénéfiques.

Après l'entraînement : Un repas ou une collation

combinant des glucides et des protéines dans les 30 minutes suivant l'entraînement peut aider à

reconstituer les réserves de glycogène et à réparer les muscles.

Adaptation à la Discipline Sportive

Chaque sport a ses propres exigences nutritionnelles. Un marathonien aura des besoins différents d'un

haltérophile ou d'un gymnaste.

Sports d'endurance : Ces athlètes ont besoin de

grandes quantités de glucides pour alimenter leurs longues séances d'entraînement.

Sports de force : Ces athlètes peuvent nécessiter un apport protéique plus élevé pour soutenir la

croissance et la réparation musculaires.

Sports d'équipe : Ces athlètes peuvent avoir besoin d'un équilibre entre glucides et protéines, avec une attention particulière à l'hydratation en raison des variations d'intensité pendant le jeu.

Défis de la Planification des Repas

La planification des repas pour les athlètes peut être
complexe. Les voyages, les compétitions à l'étranger, les restrictions alimentaires et les préférences personnelles peuvent tous influencer les choix alimentaires. Travailler avec un nutritionniste du sport peut aider à élaborer un plan adapté aux besoins individuels de l'athlète.

Défis et mythes de la nutrition sportive : démystifier la route vers une performance optimale

La nutrition sportive est un domaine en

constante
évolution, avec de nouvelles recherches
émergentes et des tendances changeantes.
Cependant, avec cette
évolution vient une série de défis et de
mythes qui
peuvent brouiller les lignes entre la science
factuelle et les idées faussement acceptées.
Pour les athlètes,
démystifier ces mythes et relever ces défis
est essentiel pour une performance optimale.

Défis de la Nutrition Sportive

Information surchargée : Avec l'accès facile à
l'information via Internet, les athlètes sont
souvent submergés par une multitude de
conseils
nutritionnels, souvent contradictoires.

Tendances diététiques : Des régimes
comme le keto, le paléo ou le végétalien
peuvent être populaires,
mais sont-ils adaptés à tous les athlètes?
Discerner la mode de la fonction est un défi
constant.

Suppléments : Le marché des suppléments
est vaste, et il peut être difficile de
déterminer quels produits

sont bénéfiques, lesquels sont inutiles et lesquels peuvent même être nocifs.

Restrictions alimentaires : Les allergies, les intolérances ou les choix diététiques personnels peuvent rendre la planification des repas plus complexe.

Mythes Courants de la Nutrition Sportive

Plus de protéines = *plus de muscles : Bien que les protéines soient essentielles à la croissance et à la réparation musculaires, il y a une limite à la quantité que le corps peut utiliser. Consommer des quantités excessives n'accélérera pas la croissance musculaire et pourrait mettre une pression inutile sur les reins.*

Les glucides font grossir : *Les glucides sont la principale source d'énergie du corps, en particulier pendant l'exercice de haute intensité. Éviter les glucides peut compromettre la performance et la récupération.*

Les suppléments peuvent remplacer une mauvaise alimentation : Bien que certains suppléments
puissent être bénéfiques, ils ne devraient jamais être considérés comme un substitut à une alimentation
équilibrée et riche en nutriments.
L'eau est le seul hydratant nécessaire : Pour les exercices prolongés ou intenses, les boissons
contenant des électrolytes peuvent être nécessaires pour remplacer les sels perdus par la transpiration.
Manger tard le soir fait grossir : C'est le total
calorique consommé, et non l'heure de la journée, qui détermine la prise ou la perte de poids.

Naviguer à travers les Défis et Mythes

Éducation : Les athlètes doivent s'éduquer en
s'appuyant sur des sources fiables et basées sur des preuves. Travailler avec des nutritionnistes du sport ou des diététiciens peut aider à démystifier la

confusion.

Écouter son corps : *Chaque athlète est unique. Ce*
qui fonctionne pour l'un peut ne pas
fonctionner pour l'autre. Il est essentiel
d'écouter son corps et
d'ajuster son alimentation en conséquence.

Restez à jour : *La recherche en nutrition sportive*
évolue constamment. Rester informé des
dernières découvertes peut aider à faire des
choix éclairés.

La nutrition sportive est un domaine
complexe, rempli de défis et de mythes. Pour
les athlètes, naviguer dans ce
paysage peut être déroutant, mais avec
l'éducation, la perspicacité et une approche
basée sur des preuves, ils peuvent optimiser
leur alimentation pour une
performance maximale. En fin de compte,
une
alimentation équilibrée, adaptée aux besoins
individuels de l'athlète, est la clé du succès.

Conclusion

La nutrition sportive est un pilier essentiel de la
performance athlétique, influençant non seulement la
capacité d'un individu à s'entraîner et à concourir, mais aussi sa récupération et sa santé globale. Au fil des ans, la recherche a mis en lumière l'importance d'une alimentation équilibrée, d'une hydratation adéquate et d'une supplémentation judicieuse pour répondre aux
besoins spécifiques des athlètes. Cependant, avec
l'abondance d'informations disponibles, les athlètes sont souvent confrontés à des défis pour démêler les mythes de la réalité.

Perspectives Futures :

Personnalisation de la Nutrition : Avec les avancées de la génomique et de la biotechnologie, il est
probable que la nutrition sportive devienne de plus en plus personnalisée. Les athlètes pourront peut- être obtenir des recommandations nutritionnelles basées sur leur propre génétique, métabolisme et

microbiome.

Technologie et Suivi : Les dispositifs
portables et les applications de suivi de la
nutrition deviendront
probablement plus avancés, offrant aux
athlètes des informations en temps réel sur
leur état
d'hydratation, leurs niveaux d'électrolytes et
même leur métabolisme.

Recherche sur les Suppléments : Alors
que le marché des suppléments continue de
croître, la recherche se concentrera
probablement sur la validation de
l'efficacité de nouveaux produits, ainsi que
sur la
sécurité à long terme des suppléments
populaires.

Nutrition Durable : Avec une prise de
conscience croissante des questions
environnementales, la
recherche pourrait se tourner vers des
sources de protéines et d'autres nutriments
plus durables, tels
que les protéines à base de plantes ou les
aliments cultivés en laboratoire.

Récupération et Santé Mentale : Au-delà

de la
performance physique, la nutrition sportive
pourrait également se concentrer davantage
sur la
récupération mentale et émotionnelle,
reconnaissant le rôle que joue la nutrition
dans la santé mentale
des athlètes.
En conclusion, la nutrition sportive est un
domaine dynamique et en constante
évolution. Alors que les principes
fondamentaux restent les mêmes, les
avancées technologiques et scientifiques
offrent des opportunités passionnantes pour
une meilleure
compréhension et une optimisation de la
nutrition pour tous les athlètes. La clé du
succès réside dans
l'éducation continue, l'adaptabilité et une
approche holistique qui considère l'athlète
dans son ensemble, tant sur le plan
physique que mental.

MODULE 2

L'ÉVOLUTION DES ALIMENTS ET DE LA PERFORMANCE

Principes fondamentaux de la nutrition sportive:

L'Alchimie de la Nutrition Athlétique:

La nutrition sportive est une science complexe qui
fusionne la biologie, la chimie et la
physiologie pour optimiser la performance
athlétique. Elle ne se limite
pas à la simple consommation de calories;
elle implique une compréhension approfondie
de la manière dont
chaque nutriment influence le corps, en

particulier dans le contexte de l'activité physique.

Le Carburant de la Performance:

Tout comme une voiture a besoin de carburant pour fonctionner, le corps a besoin de nutriments pour
performer. Les glucides, les protéines et les lipides sont les principaux macronutriments qui fournissent de
l'énergie. Cependant, la quantité, le type et le moment de leur consommation peuvent grandement influencer la performance.

L'Hydratation: Plus Qu'une Simple Eau:

L'eau est souvent négligée dans les
discussions sur la nutrition. Pourtant, elle est
essentielle à presque toutes les fonctions
biologiques. Les athlètes, en particulier,
sont à risque de déshydratation, ce qui peut
réduire la performance et augmenter le
risque de blessures.
Les Micronutriments: Les Héros Méconnus:
Les vitamines et les minéraux, bien que
nécessaires en petites quantités, jouent un
rôle crucial dans la
performance athlétique. Ils participent à une
multitude de réactions biochimiques,
soutiennent le système
immunitaire et aident à la production
d'énergie.

**La Symbiose de l'Alimentation et de
l'Entraînement:**

L'alimentation et l'entraînement vont de pair.
Une
alimentation adéquate peut améliorer
l'efficacité de
l'entraînement, tandis qu'un entraînement

intensif peut
augmenter les besoins nutritionnels. Les
athlètes doivent être conscients de cette
relation symbiotique et ajuster
leur alimentation en conséquence.

L'essence de la vie: l'eau:

L'Eau: Le Solvant Universel:

L'eau, souvent appelée le solvant universel, est
essentielle à la vie. Elle joue un rôle crucial dans
presque toutes les fonctions biologiques, de
la digestion à la régulation de la
température corporelle. Sans eau,
la vie, telle que nous la connaissons, ne
serait pas possible.

L'Importance de l'Hydratation:

L'hydratation est essentielle pour la santé et la
performance. Même une légère

déshydratation peut avoir des effets néfastes, allant de la fatigue à des
problèmes plus graves comme les coups de chaleur.
Pour les athlètes, une hydratation adéquate est encore plus cruciale. Elle peut influencer tout, de la force
musculaire à l'endurance.

Les Défis de l'Hydratation pour les Athlètes:

Les athlètes font face à des défis uniques en matière d'hydratation. L'entraînement intensif, en particulier
dans des conditions chaudes et humides, peut entraîner une perte significative de liquides. De plus, de nombreux athlètes ne ressentent pas la soif jusqu'à ce qu'ils soient déjà légèrement déshydratés, ce qui peut rendre
l'hydratation adéquate encore plus difficile.

Les Électrolytes: Plus Que Juste du Sel:

Lorsque la plupart des gens pensent aux

électrolytes, ils pensent au sodium.
Cependant, le corps a besoin de
nombreux autres électrolytes, dont le
potassium, le calcium et le magnésium, pour
fonctionner
correctement. Ces minéraux jouent un rôle
clé dans tout, de la contraction musculaire à
la transmission nerveuse. L'Impact de la
Déshydratation sur la Performance:
La déshydratation peut avoir un impact
significatif sur la performance athlétique. Elle
peut réduire la force
musculaire, l'endurance et la coordination. De
plus, elle peut augmenter le risque de
crampes, de coups de
chaleur et d'autres problèmes liés à la
chaleur.

Stratégies d'Hydratation pour les Athlètes:

Pour rester hydratés, les athlètes doivent
boire
régulièrement tout au long de la journée,
pas seulement pendant l'entraînement. Les
boissons pour sportifs, qui
contiennent des électrolytes et des glucides,

peuvent être bénéfiques pendant les longues séances
d'entraînement ou les compétitions.

Stratégies d'hydratation pour les sportifs

L'Art de l'Hydratation:

L'hydratation est bien plus qu'une simple consommation d'eau. C'est un équilibre délicat qui nécessite une
attention constante, en particulier pour les athlètes qui perdent constamment des liquides par la transpiration.
L'art de l'hydratation réside dans la capacité à
reconnaître les besoins individuels en eau et à y répondre de manière proactive.

L'Équation de l'Hydratation:

44

Chaque individu a des besoins d'hydratation
uniques,
influencés par des facteurs tels que le poids
corporel, le climat, le niveau d'activité
physique et même la
génétique. Pour les athlètes, cette équation
devient encore plus complexe, car l'intensité
et la durée de l'entraînement, ainsi que les
conditions
environnementales, peuvent varier
considérablement d'un jour
à l'autre.

Les Dangers de la Déshydratation:

La déshydratation n'est pas simplement un
inconfort;
elle peut avoir des conséquences graves sur
la santé et la performance. Une perte de
seulement 2% du poids
corporel en eau peut entraîner une
diminution
significative de la performance. Des pertes
plus
importantes peuvent entraîner des crampes,
de la

confusion, une fréquence cardiaque élevée et, dans les cas extrêmes, un coup de chaleur ou d'autres conditions potentiellement mortelles.

L'Importance des Électrolytes:

L'eau seule ne suffit pas toujours à répondre aux besoins d'hydratation, en particulier après des séances d'entraînement intenses ou de longue durée. Les électrolytes, tels que le sodium, le potassium et le chlorure, sont essentiels pour maintenir l'équilibre hydrique et électrolytique du corps. Les boissons pour sportifs, qui contiennent à la fois des électrolytes et des glucides, peuvent être bénéfiques pour reconstituer ces éléments essentiels.

La Récupération Hydrique:

Après l'entraînement, la réhydratation est essentielle pour la récupération. Non seulement elle remplace les liquides perdus, mais elle aide également à

transporter les nutriments essentiels aux muscles pour aider à la
réparation et à la croissance. Une stratégie de
réhydratation efficace prend en compte à la fois la quantité et le type de liquide consommé.

Les apports en nutriments et minéraux

La Puissance des Nutriments:

Les nutriments sont les briques fondamentales de notre corps. Ils fournissent l'énergie nécessaire à nos activités quotidiennes, soutiennent la croissance et la réparation des tissus, et jouent un rôle crucial dans la régulation de nombreuses fonctions corporelles. Pour les athlètes, une compréhension approfondie des besoins en nutriments est essentielle pour optimiser la performance et la récupération

Protéines: Les Bâtisseurs du Corps:

Les protéines sont souvent associées à la croissance
musculaire, mais elles jouent de nombreux autres rôles dans le corps. Elles sont impliquées dans presque toutes les fonctions cellulaires, de la réparation des tissus à la production d'enzymes et d'hormones. Pour les athlètes,
un apport adéquat en protéines est essentiel pour soutenir la récupération musculaire après l'entrainement

Glucides: Le Carburant Préféré du Corps:

Les glucides sont la principale source d'énergie du
corps, en particulier pendant l'activité physique intense.
Ils sont stockés dans les muscles et le foie sous forme de glycogène, qui peut être rapidement converti en
glucose pour fournir de l'énergie lors de l'exercice. Une alimentation riche en glucides peut aider à maximiser les réserves de glycogène, ce qui est essentiel pour les athlètes qui s'entraînent intensément ou

participent à des compétitions.

Lipides: Une Source d'Énergie Concentrée:

Bien que souvent mal compris, les lipides
sont une source essentielle d'énergie, en
particulier pendant l'activité physique de
faible intensité. Ils jouent
également un rôle crucial dans la protection
des
organes, l'isolation thermique, la production
d'hormones et l'absorption des vitamines
liposolubles.

Minéraux: Les Ouvriers Silencieux:

Les minéraux, bien que nécessaires en
petites quantités, jouent un rôle crucial dans
la santé et la performance.
Ils sont impliqués dans une multitude de
fonctions corporelles, de la contraction
musculaire à la
transmission nerveuse. Une carence en
minéraux
essentiels, comme le calcium ou le
potassium, peut avoir des effets néfastes sur
la performance.

L'importance des rythmes alimentaires

S'Aligner avec l'Horloge Biologique:

Notre corps fonctionne selon une horloge biologique,
régulant tout, du sommeil à la digestion.
Cette horloge influence également la manière dont nous traitons les aliments à différents moments de la journée. Pour les athlètes, s'aligner sur cette horloge peut aider à optimiser la performance et la récupération.

Le Timing des Nutriments:

Le moment où nous consommons certains nutriments peut avoir un impact significatif sur la manière dont ils sont utilisés par le corps. Par exemple, consommer des protéines immédiatement après l'entraînement peut
améliorer la récupération musculaire. De même, la
consommation de glucides avant l'exercice

peut fournir une source d'énergie rapide
pour soutenir l'activité
physique.

L'Importance du Petit Déjeuner:

Le petit déjeuner est souvent considéré
comme le repas le plus important de la
journée, et pour une bonne
raison. Après une nuit de jeûne, le corps a
besoin de
nutriments pour reconstituer ses réserves
d'énergie et soutenir les fonctions
corporelles. Pour les athlètes, un
petit déjeuner équilibré peut fournir l'énergie
nécessaire pour un entraînement matinal et
aider à prévenir la
fatigue plus tard dans la journée.

Les Repas Pré-entraînement:

L'alimentation avant l'entraînement est
essentielle pour fournir au corps le carburant
dont il a besoin pour
performer. Cela est particulièrement vrai pour
les
athlètes qui s'entraînent à haute intensité ou
pendant
de longues périodes. Un repas pré-
entraînement devrait être riche en glucides
pour maximiser les réserves de
glycogène, avec une quantité modérée de
protéines pour soutenir la récupération
musculaire.

La Fenêtre Anabolique:

Après l'entraînement, il y a une courte
période, souvent appelée la "fenêtre
anabolique", où le corps est
particulièrement réceptif à la nutrition.
Pendant cette période, la consommation de
glucides et de protéines
peut améliorer la récupération musculaire,
reconstituer les réserves de glycogène et
augmenter la synthèse des protéines

musculaires.

Les Repas du Soir et la Récupération:

Le dîner est une opportunité pour le corps
de se réparer et de se régénérer après une
journée d'activité. Pour les athlètes, cela
signifie consommer suffisamment de
protéines pour soutenir la réparation
musculaire et de glucides pour reconstituer
les réserves d'énergie. De
plus, certains nutriments, comme le zinc et
le
magnésium, peuvent aider à améliorer la
qualité du sommeil, ce qui est essentiel pour
la récupération.

Synthèse nutritionnelle et hydrique

La nutrition sportive est un domaine multidisciplinaire qui intègre la biologie, la chimie et la physiologie pour maximiser la performance athlétique. Cela va au-delà de la simple consommation de calories, mais nécessite une compréhension approfondie de l'impact des nutriments sur le corps, surtout en contexte d'activité physique.
Les macronutriments tels que les glucides, les protéines et les lipides sont essentiels pour fournir de l'énergie,
tandis que les micronutriments jouent un rôle crucial
dans diverses fonctions corporelles, améliorant ainsi la performance athlétique. L'hydratation est également cruciale, affectant tout, de la force musculaire à l'endurance, et nécessite une attention particulière pour éviter la déshydratation,
surtout chez les athlètes. Les stratégies d'hydratation doivent être personnalisées et

proactives, tenant
compte des pertes de liquides dues à la
transpiration et à l'exercice intense.
D'autre part, aligner l'apport nutritionnel avec
l'horloge biologique du corps peut optimiser
la performance et la récupération.
Un timing adéquat pour la consommation de
nutriments, comme les protéines après
l'entraînement et les
glucides avant l'exercice, peut améliorer la
récupération musculaire et fournir l'énergie
nécessaire. En somme,
une approche bien informée et proactive de
la nutrition et de l'hydratation, alignée avec
les rythmes biologiques et les besoins
individuels, est essentielle pour maximiser la
performance athlétique, favoriser une
récupération
efficace, et maintenir une santé optimale sur
le long

MODULE 3

LES SECRETS DES GLUCIDES ET DES LIPIDES

Introduction aux glucides:

Les glucides, souvent désignés comme le carburant de notre corps, sont omniprésents dans notre alimentation. Ces molécules organiques, composées de carbone, d'hydrogène et d'oxygène, sont essentielles à la vie. Elles sont la principale source d'énergie pour notre corps,
alimentant tout, des fonctions cérébrales aux activités physiques intenses.

Les glucides se trouvent dans une variété d'aliments,
allant des céréales aux fruits. Chaque type de glucide a une structure et une fonction spécifiques. Par exemple,
les céréales, comme le riz et le blé, sont riches en
amidons, un type de glucide complexe. Les fruits, en revanche, contiennent principalement des sucres
simples comme le fructose.
La transformation des glucides en glucose est une étape cruciale pour notre corps. Le glucose est
essentiellement le carburant que nos cellules utilisent pour produire de l'énergie. Cette transformation
commence dès que nous mettons de la nourriture dans notre bouche. Les enzymes, comme les alpha-amylases présentes dans notre salive, commencent à décomposer les glucides complexes en molécules plus simples.
La digestion des glucides se poursuit dans l'estomac et l'intestin grêle, où d'autres enzymes entrent en jeu pour décomposer les glucides en glucose. Une fois

transformés en glucose, ils sont absorbés dans la
circulation sanguine et transportés vers les cellules pour être utilisés comme énergie.

L'index glycémique(ig):

L'IG est un concept introduit dans les années 1980 pour aider les personnes diabétiques à gérer leur glycémie. Il mesure la rapidité avec laquelle les glucides d'un
aliment sont transformés en glucose et entrent dans la circulation sanguine. C'est un outil essentiel pour
comprendre comment différents aliments peuvent affecter notre glycémie.
Les aliments à IG élevé, comme les pommes de terre frites, provoquent une augmentation rapide de la
glycémie. Cela peut être bénéfique pour les athlètes qui ont besoin d'une source d'énergie rapide pendant
l'exercice. Cependant, une consommation excessive d'aliments à IG élevé peut entraîner des pics de
glycémie, qui sont suivis de baisses rapides,

provoquant fatigue et faim.
À l'inverse, les aliments à IG bas, comme les lentilles,
libèrent du glucose plus lentement dans la circulation sanguine. Cela peut aider à maintenir des niveaux
d'énergie stables et à prolonger la sensation de satiété. L'IG n'est pas une mesure isolée. Il est influencé par de nombreux facteurs, notamment la composition des
aliments, leur préparation et leur cuisson. Par exemple, la cuisson prolongée d'un aliment peut augmenter son IG car elle décompose davantage les glucides **complexes.**

Facteurs influant l'ig:

L'IG d'un aliment n'est pas fixe. Plusieurs facteurs
peuvent influencer la manière dont un aliment affecte la glycémie. Par exemple, la manière dont un aliment est
préparé, qu'il soit cuit, bouilli, frit ou cru, peut changer son IG. La chaleur décompose les glucides complexes, rendant l'aliment plus

facile à digérer et augmentant ainsi son IG.
La taille des particules d'un aliment peut
également influencer son IG. Les aliments
moulus ou finement
hachés ont un IG plus élevé que les aliments
entiers.
C'est parce que les petites particules sont
digérées plus rapidement.
D'autres facteurs, comme la teneur en fibres
d'un
aliment, peuvent réduire son IG. Les fibres
ralentissent la digestion et l'absorption des
glucides, ce qui peut aider à stabiliser la
glycémie.

Les probiotiques:

Les probiotiques, souvent appelés "bactéries
bénéfiques", sont des micro-organismes
vivants qui, lorsqu'ils sont consommés en
quantités adéquates, confèrent des avantages
pour la santé. Ils sont
essentiels pour maintenir un équilibre sain de
la flore intestinale.
Ces bactéries bénéfiques jouent de nombreux
rôles

dans notre corps. Elles aident à la digestion,
produisent des vitamines et des enzymes, et
combattent les
bactéries nuisibles. Un déséquilibre de la
flore
intestinale peut entraîner des problèmes
digestifs, des allergies et d'autres affections.

Les probiotiques peuvent être trouvés dans
une variété d'aliments fermentés. Le yaourt,
par exemple, est une
source riche en probiotiques. D'autres
sources incluent le kéfir, le kimchi, la
choucroute et le miso. La
consommation régulière de ces aliments peut
aider à maintenir un équilibre sain de la
flore intestinale,
favorisant une digestion saine et renforçant
le système immunitaire.

Les glucides et la santé:

Les glucides jouent un rôle central dans la
performance athlétique. Ils sont la principale
source d'énergie pour
les muscles pendant l'exercice, en particulier

pendant
les activités de haute intensité. Sans un
apport suffisant en glucides, les athlètes
peuvent ressentir de la fatigue, une
diminution de la performance et une
récupération
plus lente.
Les réserves de glycogène musculaire sont
limitées. Lors d'un exercice prolongé, ces
réserves peuvent s'épuiser,
conduisant à ce que l'on appelle "le mur" ou
la fatigue musculaire. C'est pourquoi il est
essentiel pour les
athlètes de reconstituer leurs réserves de
glycogène
après l'exercice par la consommation
d'aliments riches en glucides.
La quantité et le type de glucides
nécessaires
dépendent de l'activité. Par exemple, un
marathonien
aura besoin d'une plus grande quantité de
glucides pour reconstituer ses réserves de
glycogène que quelqu'un
qui fait un entraînement de force de courte
durée.

Outre leur rôle dans la performance athlétique, les
glucides ont également des implications pour la santé en général. Une consommation excessive de glucides simples, en particulier de sucres ajoutés, a été liée à
divers problèmes de santé, notamment l'obésité, le diabète de type 2 et les maladies cardiaques.
Il est donc essentiel de choisir les bons types de
glucides. Les glucides complexes, comme les grains entiers, les légumes et les fruits, sont préférables aux glucides simples. Ces aliments sont non seulement
riches en énergie, mais aussi en fibres, vitamines et minéraux.
Les fibres, en particulier, jouent un rôle crucial dans la santé digestive, la régulation de la glycémie et la
réduction du risque de maladies chroniques. Elles ralentissent l'absorption des sucres, ce qui aide à
stabiliser la glycémie, et fournissent un sentiment de satiété, aidant à contrôler l'appétit.

Les glucides dans les régimes alimentaires

Avec la montée des régimes faibles en glucides comme le régime cétogène, il y a eu beaucoup de débats sur la place des glucides dans notre alimentation. Alors que certains prônent une réduction drastique des glucides, d'autres soulignent leur importance pour la santé et la performance.

Il est essentiel de se rappeler que tous les glucides ne sont pas créés égaux. Alors que les glucides raffinés et les sucres ajoutés doivent être limités, les glucides complexes, comme les grains entiers, doivent être la base de notre alimentation.

En fin de compte, la clé est l'équilibre. Une alimentation équilibrée, riche en glucides complexes, protéines maigres et graisses saines, est essentielle pour la santé, la performance et le bien-être général.

La digestion des glucides

La digestion des glucides commence dès la bouche.
L'amylase salivaire, une enzyme présente dans la salive, commence à décomposer les glucides complexes en
molécules plus simples. En passant dans l'estomac,
cette action enzymatique est interrompue en raison de l'environnement acide. Cependant, une fois dans
l'intestin grêle, d'autres enzymes entrent en jeu pour poursuivre la décomposition des glucides en unités simples, principalement le glucose, qui est ensuite
absorbé dans la circulation sanguine.
Ce glucose sert de carburant pour nos cellules. Il est soit utilisé immédiatement pour produire de l'énergie, soit
stocké sous forme de glycogène dans le foie et les
muscles pour une utilisation ultérieure. La régulation de la glycémie est essentielle, car des niveaux trop élevés ou trop bas peuvent

avoir des conséquences néfastes
sur la santé.

Les glucides et la
gestion du poids:

Le cerveau est un organe énergivore. Il
dépend
principalement du glucose comme source
d'énergie.
Une alimentation insuffisante en glucides
peut affecter la fonction cognitive, la
concentration et l'humeur. Des études ont
montré que même une légère hypoglycémie
(faible taux de sucre dans le sang) peut
avoir des effets négatifs sur la capacité de
réflexion et de prise de
décision.
Il est donc essentiel de fournir régulièrement
au cerveau le carburant dont il a besoin.
Cela ne signifie pas qu'il
faille consommer de grandes quantités de
sucres
simples, mais plutôt privilégier les sources de
glucides complexes qui fournissent une

libération lente et
régulière de glucose dans la circulation
sanguine.
En conclusion, les glucides jouent un rôle
vital dans
notre santé et notre bien-être. Il est essentiel
de choisir les bons types de glucides et de
les consommer dans le cadre d'une
alimentation équilibrée pour soutenir la
santé, la performance et la fonction cognitive
optimales.

MODULE 4

PANORAMA DES GRAISSES :

Panorama des graisses :

L'EFSA et ses nouvelles directives sur la consommation de graisses.

L'Autorité européenne de sécurité des aliments (EFSA) a récemment mis à jour ses directives concernant la consommation de graisses. Ces nouvelles recommandations mettent l'accent sur la nécessité d'une consommation modérée de graisses, tout en privilégiant les graisses insaturées par rapport aux graisses saturées. L'EFSA a également souligné

l'importance de limiter la consommation de graisses trans, qui ont été associées à un risque accru de
maladies cardiaques. Ces directives reflètent les
dernières recherches sur les effets des graisses sur la santé et visent à aider les consommateurs à faire des choix alimentaires plus sains
.

Les graisses : entre bienfaits et risques pour la santé.

Les graisses jouent un rôle essentiel dans notre corps.
Elles fournissent de l'énergie, soutiennent la croissance cellulaire et protègent nos organes. Les graisses aident également le corps à absorber certaines vitamines et minéraux. Cependant, toutes les graisses ne sont pas
créées égales. Les graisses insaturées, que l'on trouve dans les huiles végétales, les noix et les poissons,
peuvent réduire le risque de maladies cardiaques. En revanche, les graisses saturées et trans peuvent

augmenter ce risque. Il est donc essentiel de comprendre les différents types de graisses et de savoir lesquelles privilégier dans notre alimentation.

L'équilibre lipidique : un enjeu pour les sportifs.

Les athlètes ont des besoins nutritionnels spécifiques, et l'équilibre lipidique est l'un des aspects les plus critiques de leur régime. Les graisses sont une source d'énergie essentielle, en particulier pour les sports d'endurance.
Cependant, la qualité des graisses consommées est tout aussi importante que la quantité. Les graisses insaturées peuvent fournir l'énergie nécessaire sans augmenter le risque de maladies cardiaques. De plus, certains lipides, comme les oméga-3, peuvent réduire l'inflammation, ce qui peut aider à la récupération après l'exercice.

Lipides : définition et implications pour les athlètes :

Les graisses : source d'énergie et de stockage.

Les lipides, communément appelés graisses, sont l'une des principales sources d'énergie pour le corps. Ils
jouent un rôle crucial dans le stockage de l'énergie, la protection des organes vitaux et l'isolation thermique.
Pour les athlètes, les graisses sont essentielles car elles fournissent l'énergie nécessaire pour les activités de
longue durée. Cependant, il est crucial de comprendre que toutes les graisses ne sont pas bénéfiques. Les
graisses saturées, par exemple, peuvent augmenter le risque de maladies cardiaques. En revanche, les
graisses insaturées, comme les oméga-3 et les oméga- 6, sont bénéfiques pour la santé

cardiaque.
La composition moléculaire des graisses et
ses implications.
Les graisses sont composées de molécules
appelées acides gras. Ces acides gras
peuvent être saturés, mono-insaturés ou
polyinsaturés, en fonction de leur structure
chimique. Les graisses saturées sont
généralement solides à température ambiante
et se trouvent principalement dans les
produits d'origine animale. Les graisses
insaturées, en revanche, sont
généralement liquides à température
ambiante et se trouvent dans les huiles
végétales. Pour les athlètes, il est essentiel
de comprendre la différence entre ces
types de graisses. Les graisses insaturées
sont
préférables car elles peuvent réduire
l'inflammation, améliorer la santé cardiaque
et fournir une source
d'énergie durable.

apport lipidiques: des chiffres à connaître

Les recommandations quotidiennes pour une alimentation équilibrée.

Les lipides sont un élément essentiel de
notre
alimentation, mais il est crucial de
consommer la bonne quantité et le bon type.
Les recommandations actuelles suggèrent
que les lipides devraient représenter entre 20
et 35% de nos apports caloriques quotidiens.
Cependant, il est recommandé de limiter la
consommation de graisses saturées à moins
de 10% de l'apport calorique total et de
graisses trans à moins de
1%. Les graisses insaturées, telles que les
oméga-3 et les oméga-6, devraient constituer
la majorité de notre
consommation de graisses.

Les seuils à ne pas dépasser pour les graisses saturées.

Les graisses saturées sont couramment
trouvées dans les produits d'origine animale
comme la viande, le
beurre et le fromage. Bien qu'elles soient
une source d'énergie, une consommation
excessive de graisses saturées peut

augmenter le risque de maladies
cardiaques et d'autres conditions de santé. Il
est donc recommandé de limiter leur
consommation. Les
directives actuelles suggèrent de limiter les
graisses
saturées à moins de 10% de l'apport
calorique total. Pour une personne
consommant 2000 calories par jour, cela
équivaut à environ 22 grammes de graisses
saturées.

diversité des acides gras

**Les graisses saturées : où les trouve-t-on et
quels sont leurs effets ?**

Les graisses saturées sont principalement
trouvées dans les produits d'origine animale
comme la viande rouge, le beurre, le
fromage et la crème. Elles sont également
présentes dans certaines huiles végétales,
comme
l'huile de palme. Ces graisses sont
généralement solides à température
ambiante. Bien qu'elles soient une source

essentielle d'énergie, une consommation
excessive de
graisses saturées peut augmenter le risque
de maladies cardiaques et d'accidents
vasculaires cérébraux. Il est
donc recommandé de limiter leur
consommation.

**Les bienfaits des graisses mono et
polyinsaturées.**

Les graisses mono-insaturées et
polyinsaturées sont considérées comme des
graisses bonnes
pour la santé. Elles sont principalement
trouvées dans
les huiles végétales, les noix, les graines et
les poissons gras comme le saumon, le
maquereau et le hareng. Ces graisses sont
généralement liquides à température
ambiante.
Les graisses mono-insaturées sont
présentes dans des aliments comme l'huile
d'olive, les avocats et certaines
noix. Elles peuvent aider à réduire le mauvais
cholestérol (LDL) tout en augmentant le bon
cholestérol (HDL),

réduisant ainsi le risque de maladies
cardiaques.
Les graisses polyinsaturées se divisent en
deux types
principaux : les oméga-3 et les oméga-6. Les
oméga-3, trouvés dans les poissons gras et
certaines graines
comme le lin, ont des propriétés anti-
inflammatoires et peuvent aider à réduire le
risque de maladies
cardiaques. Les oméga-6, trouvés dans des
huiles
comme l'huile de tournesol, jouent un rôle
crucial dans la croissance et le
développement du cerveau.

Les graisses trans : des graisses à éviter.

Les graisses trans sont principalement créées
par un processus appelé hydrogénation, qui
transforme les huiles liquides en graisses
solides à température
ambiante. Elles sont souvent utilisées dans
les aliments industriels pour améliorer la
texture et prolonger la
durée de conservation. Cependant, les
graisses trans ont été associées à un risque

accru de maladies
cardiaques, d'accidents vasculaires cérébraux
et de diabète de type 2. Il est donc
recommandé de limiter leur consommation
autant que possible.

les multiples fonctions des lipides

Les graisses : bien plus qu'une simple réserve d'énergie.

Les lipides jouent de nombreux rôles
essentiels dans le corps. Outre leur fonction
principale de stockage et de fourniture
d'énergie, ils sont également impliqués dans
la production d'hormones, la protection des
organes,
l'isolation thermique et la constitution des
membranes cellulaires. Les graisses sont
également essentielles
pour l'absorption des vitamines liposolubles
A, D, E et K.

La contribution lipidique à la structure cellulaire.

Les membranes cellulaires sont principalement
composées de lipides, en particulier de
phospholipides. Ces molécules ont une tête
hydrophile (qui aime l'eau) et une queue
hydrophobe (qui repousse l'eau),
permettant la formation d'une barrière
sélective autour de la cellule. Cette structure
permet à certaines
molécules de passer tout en bloquant
d'autres, assurant ainsi le bon
fonctionnement de la cellule.

**Les lipides : des vecteurs de vitamines
essentielles.**

Comme mentionné précédemment, les lipides
jouent un rôle crucial dans l'absorption des
vitamines liposolubles.
Ces vitamines sont stockées dans le foie et
les tissus adipeux et sont essentielles pour
de nombreuses
fonctions corporelles, comme la vision
(vitamine A), la coagulation sanguine
(vitamine K) et la régulation du calcium
(vitamine D).

À la découverte des sources lipidiques

Les graisses cachées : des surprises dans nos assiettes.

De nombreux aliments contiennent des graisses
"cachées" que nous ne réalisons pas toujours. Par
exemple, certains aliments comme les
viennoiseries, les pizzas ou les plats préparés
peuvent contenir des
quantités élevées de graisses, en particulier
de graisses saturées et trans. Il est donc
essentiel de lire les
étiquettes et d'être conscient de la
composition des aliments que nous
consommons.

Les graisses ajoutées : pour le goût et la texture.

Les graisses sont souvent ajoutées aux aliments pour améliorer leur goût et leur texture. Par exemple, le
beurre ou la crème peut être ajouté à un plat pour le rendre plus onctueux, ou l'huile peut être utilisée pour frire des aliments et leur donner une texture
croustillante. Bien que ces graisses puissent améliorer le goût et la sensation en bouche des aliments, il est
essentiel de les consommer avec modération.

Zoom sur la composition des graisses alimentaires :

Les triglycérides : les stars de notre alimentation.

Les triglycérides sont le type de graisse le plus courant dans notre alimentation et notre corps. Ils sont
composés de trois molécules d'acides gras attachées à une molécule de glycérol. Les

triglycérides fournissent une source d'énergie dense pour le corps et sont
stockés dans les tissus adipeux pour être utilisés ultérieurement.

Le processus de digestion des graisses : une transformation complexe.

La digestion des graisses commence dans l'estomac, où elles sont mélangées avec des enzymes et des acides
pour former une substance appelée chyme. Le chyme est ensuite déplacé vers l'intestin grêle, où il est
mélangé avec la bile, qui émulsionne les graisses, les rendant plus accessibles aux enzymes digestives. Ces
enzymes décomposent les triglycérides en acides gras et en glycérol, qui peuvent être absorbés dans la
circulation sanguine.

COMPRENDRE LES NUTRIMENTS ET LEUR IMPACT SUR LA PERFORMANCE

les nutriments

L'alimentation est souvent associée à l'énergie, et
lorsque nous pensons aux nutriments, nous pensons
généralement aux glucides, aux protéines et aux lipides.
Cependant, les nutriments non énergétiques, tels que l'eau, les minéraux et les vitamines, jouent un rôle tout aussi crucial dans notre bien-être général et notre performance physique.

L'Eau : L'Élixir de la Vie

L'eau est souvent appelée l'élixir de la vie, et
à juste titre. Constituant environ 60% du
poids corporel d'un adulte,
l'eau est essentielle à presque toutes les
fonctions corporelles. Elle aide à réguler la
température
corporelle, transporte les nutriments et
l'oxygène vers les cellules, élimine les
déchets et protège les organes et les
articulations.
Pour les sportifs, l'importance de l'eau est
encore plus accentuée. Lors d'une activité
physique, le corps
transpire pour réguler sa température. Cette
transpiration entraîne une perte d'eau et
d'électrolytes, qui doivent être remplacés
pour éviter la
déshydratation. Une déshydratation, même
légère, peut avoir un impact significatif sur la
performance d'un
athlète. Elle peut entraîner une fatigue
rapide, réduire la coordination, augmenter le
risque de crampes et, dans
les cas extrêmes, provoquer des coups de
chaleur.

Minéraux : Les Bâtisseurs Silencieux

Les minéraux sont des éléments inorganiques qui jouent un rôle crucial dans de nombreuses fonctions
corporelles. Ils sont essentiels à la formation des os et des dents, à la régulation du métabolisme, à la
transmission de l'influx nerveux et à la contraction
musculaire. Certains des minéraux les plus importants pour les sportifs sont le calcium, le phosphore, le
magnésium, le sodium et le potassium. Une carence ou un déséquilibre en minéraux peut affecter la
performance d'un athlète et augmenter le risque de blessures.

Vitamines : Les Catalyseurs du Corps

Les vitamines sont des composés organiques nécessaires en petites quantités pour soutenir la
croissance, la reproduction et la santé. Elles jouent un rôle crucial dans la production d'énergie, la formation
des globules rouges, la protection contre les

dommages des radicaux libres et le maintien de la peau, des yeux
et du système nerveux en bonne santé.
Pour les sportifs, une alimentation équilibrée riche en vitamines est essentielle pour maintenir une
performance optimale. Les vitamines B, par exemple,
sont essentielles à la production d'énergie, tandis que la vitamine C aide à la réparation des tissus et la vitamine D à l'absorption du calcium.

L'équilibre acido-basique, l'index glycémique et la densité nutritionnelle

Une Exploration Approfondie

L'alimentation est un domaine complexe, influencé par une multitude de facteurs. Trois concepts clés à
comprendre dans ce contexte sont l'équilibre

acido-basique, l'index glycémique et la densité nutritionnelle.

Ces éléments jouent un rôle crucial dans la manière dont notre corps traite les aliments et utilise les nutriments.

L'Équilibre Acido-Basique : Une Danse Délicate

L'équilibre acido-basique fait référence à l'équilibre
entre les acides et les bases dans le corps. Cet équilibre est essentiel pour maintenir un pH sanguin stable,
nécessaire au bon fonctionnement des enzymes et à d'autres processus métaboliques. Une alimentation
riche en aliments acidifiants, tels que les viandes, les
produits laitiers et certains céréales, peut perturber cet équilibre. À l'inverse, les fruits et légumes sont
généralement alcalinisants et peuvent aider à rétablir un équilibre sain.

L'Index Glycémique : Plus Qu'un Simple Nombre

L'index glycémique (IG) est un outil utilisé pour mesurer la rapidité avec laquelle les glucides d'un aliment sont convertis en glucose dans le sang. Les aliments à IG élevé provoquent une augmentation rapide de la glycémie, tandis que ceux à IG bas entraînent une augmentation plus lente et plus stable.

Cependant, l'IG ne doit pas être le seul critère pour
choisir des aliments. Comme mentionné, la cuisson, le raffinage et la présence d'autres nutriments peuvent
influencer l'IG d'un aliment. Par exemple, l'ajout de matières grasses ou de protéines à un repas peut réduire l'IG global de ce repas.

La Densité Nutritionnelle : Qualité Plutôt Que Quantité

La densité nutritionnelle fait référence à la quantité de nutriments essentiels présents dans un aliment par
rapport à son apport énergétique. Les aliments à haute densité nutritionnelle fournissent une grande quantité de vitamines, de minéraux et d'autres nutriments essentiels pour un nombre relativement faible de

calories. Ces aliments sont particulièrement
bénéfiques pour ceux qui cherchent à
maximiser leur apport
nutritionnel tout en contrôlant leur apport
calorique.

Comprendre les nutriments essentiels

L'alimentation joue un rôle crucial dans la
performance sportive. Les athlètes, qu'ils
soient amateurs ou
professionnels, doivent comprendre
l'importance des
nutriments essentiels pour optimiser leurs
performances et garantir une récupération
rapide. Dans cette
exploration, nous plongerons dans le monde
des nutriments essentiels, en mettant l'accent
sur
l'hydratation, les sources d'énergie, les
protéines et les glucides.

Hydratation et Performance : L'Essence de la Vie

L'eau est souvent qualifiée d'essence de la vie, et pour une bonne raison. Elle joue un rôle vital dans presque toutes les fonctions corporelles, de la régulation de la température à la digestion. Pour les athlètes, l'importance de l'eau est encore plus prononcée. Lors d'activités intenses, le corps perd de l'eau à travers la transpiration, ce qui peut rapidement conduire à la déshydratation si elle n'est pas remplacée. Une
déshydratation, même légère, peut avoir un impact
significatif sur la performance, réduisant l'endurance et augmentant le risque de blessures. Il est donc essentiel pour les athlètes de s'hydrater avant, pendant et après l'exercice.

Sources d'Énergie : Le Trio Dynamique

Les glucides, les lipides et les protéines sont les trois
macronutriments essentiels qui fournissent de l'énergie au corps. Chacun a un rôle unique à jouer dans la
performance sportive :

Glucides : Ils sont la principale source d'énergie du corps, en particulier pendant les activités
d'endurance. Les glucides sont stockés sous forme de glycogène dans les muscles et le foie et sont utilisés comme carburant pendant l'exercice.

Lipides : Bien qu'ils soient souvent diabolisés dans les régimes à la mode, les lipides sont une source
d'énergie essentielle, en particulier pour les activités de faible intensité et de longue durée.

Protéines : Bien qu'elles ne soient pas une source d'énergie primaire, les protéines jouent un rôle
crucial dans la réparation et la croissance musculaire.

Protéines et Musculature : Construire un Athlète

Les protéines sont les briques de
construction du corps.
Elles jouent un rôle crucial dans la
construction, la
réparation et le maintien de la masse
musculaire. Pour les athlètes, un apport
adéquat en protéines est
essentiel pour garantir une récupération
rapide après
l'exercice et pour soutenir la croissance
musculaire. Les sources de protéines
comprennent la viande, la volaille, le poisson,
les œufs, les produits laitiers et les
légumineuses.

Glucides : Le Carburant de l'Athlète

Les glucides sont souvent considérés comme le
carburant de choix pour les athlètes. Ils
fournissent une source d'énergie rapide et
facilement disponible, en
particulier pendant les activités d'endurance.
Cependant, tous les glucides ne sont pas
créés égaux.
Les glucides complexes, tels que les grains
entiers, les
légumineuses et les légumes, fournissent une
libération d'énergie plus lente et plus stable,
tandis que les
glucides simples, tels que les bonbons, les
sodas et les pâtisseries, peuvent entraîner
des pics et des chutes
rapides de la glycémie.

Stress oxydatif et anti-oxydants

Une Exploration des Défenseurs Naturels du Corps

Le stress oxydatif est un terme que l'on entend souvent
dans le monde de la santé et du bien-être, en particulier en ce qui concerne les maladies chroniques et le
vieillissement. Mais qu'est-ce que le stress oxydatif exactement ? Et comment les antioxydants, en
particulier les vitamines A, C, E et le sélénium, jouent-ils un rôle dans la protection de notre corps contre ce phénomène ?

Le Stress Oxydatif : Un Déséquilibre Dangereux

À un niveau fondamental, le stress oxydatif est un
déséquilibre entre la production de radicaux libres et la capacité de l'organisme à les éliminer ou à les réparer.
Les radicaux libres sont des molécules instables qui
peuvent endommager les cellules, les protéines et l'ADN de l'organisme. Bien que la production de radicaux

libres soit un processus naturel et nécessaire
pour certaines fonctions biologiques, un
excès de ces
molécules peut entraîner des dommages
cellulaires, contribuant à l'inflammation, au
vieillissement
prématuré et à diverses maladies.

Les Antioxydants : Les Gardiens de la Cellule

Face à la menace des radicaux libres, notre
corps a développé un système de défense
sous forme
d'antioxydants. Ces molécules travaillent
inlassablement pour neutraliser les radicaux
libres, protégeant ainsi nos cellules des
dommages. Les
antioxydants peuvent être produits
naturellement par notre corps ou être
apportés par notre alimentation.
Vitamines A, C, et E : Le Trio Protecteur

Vitamine A : Également connue sous le
nom de
rétinol, la vitamine A est essentielle pour la
vision, la croissance cellulaire et le

fonctionnement du système immunitaire. Elle joue également un rôle crucial dans la protection de la peau contre les dommages des radicaux libres. Les sources alimentaires de vitamine A comprennent le foie, les poissons gras, les produits laitiers et les légumes à feuilles vertes.

Vitamine C : Peut-être l'antioxydant le plus célèbre, la vitamine C est essentielle pour la production de collagène, la cicatrisation des plaies et l'absorption du fer. Elle protège également les cellules contre les dommages des radicaux libres. Les agrumes, les baies, les poivrons et les brocolis sont d'excellentes sources de vitamine C.

Vitamine E : Cette vitamine liposoluble joue un rôle crucial dans la protection des membranes cellulaires contre les dommages oxydatifs. Les huiles végétales, les noix, les graines et les légumes à feuilles vertes sont d'excellentes sources de vitamine E.

Sélénium : Un Minéral Essentiel

Le sélénium est un minéral trace essentiel
pour la santé humaine. Il joue un rôle crucial
dans la reproduction, la production d'ADN, le
métabolisme des hormones
thyroïdiennes et la protection contre les
infections. Plus important encore, le sélénium
est un composant clé de plusieurs enzymes
antioxydantes, aidant à combattre
les dommages oxydatifs dans le corps. Les
noix du Brésil, les fruits de mer, les viandes
maigres et les céréales
complètes sont d'excellentes sources de
sélénium.

La pyramide alimentaire

Guide Nutritionnel pour le Sportif
La nutrition est un élément fondamental de
la
performance sportive. Pour les athlètes, il est
crucial de comprendre comment équilibrer
leur alimentation pour répondre à leurs
besoins énergétiques, tout en

favorisant la récupération et en prévenant les blessures. La pyramide alimentaire, bien que souvent associée à la nutrition générale, peut être adaptée pour répondre aux besoins spécifiques des sportifs. Dans ce contexte, examinons comment la pyramide alimentaire peut guider les choix nutritionnels des athlètes.

La Base de la Pyramide : Les Hydrates de Carbone

Les glucides sont la principale source d'énergie pour les athlètes, en particulier ceux qui pratiquent des sports d'endurance. Ils devraient constituer la base de la pyramide alimentaire du sportif. Les sources de glucides complexes, comme les céréales complètes, les légumineuses et les légumes, fournissent une énergie durable et sont essentielles pour maintenir les réserves de glycogène.

Le Second Niveau : Les Protéines

Les protéines sont essentielles pour la réparation et la croissance musculaire. Pour

les sportifs, il est crucial d'augmenter leur
apport en protéines pour soutenir la
récupération après l'entraînement. Les
sources de
protéines maigres, comme la volaille, le
poisson, les œufs et les produits laitiers,
ainsi que les protéines
végétales comme les lentilles et les haricots,
devraient être privilégiées.

Le Troisième Niveau : Les Lipides

Bien que souvent considérés comme des ennemis, les
lipides sont essentiels pour la santé et la performance. Ils soutiennent la production d'hormones, protègent les organes vitaux et fournissent une source d'énergie
concentrée. Les athlètes devraient privilégier les
graisses saines, comme les avocats, les noix, les graines et les huiles végétales, tout en limitant les graisses
saturées et trans.

Le Quatrième Niveau : Les Fruits et Légumes

Riche en vitamines, minéraux et antioxydants, ce groupe d'aliments soutient la santé globale, la récupération et
la prévention des maladies. Les athlètes devraient viser à consommer une variété de fruits et légumes chaque
jour pour bénéficier de leurs nombreux bienfaits. Le Sommet de la Pyramide : Les Extras
Ce niveau comprend les aliments qui

devraient être
consommés avec modération, comme les
sucreries, les boissons gazeuses et les
aliments transformés. Bien qu'il soit
acceptable de se faire plaisir de temps en
temps, il est essentiel de limiter la
consommation de ces
aliments pour maintenir une santé optimale
et une performance sportive.

L'Importance de l'Hydratation

En dehors de la pyramide alimentaire, mais
tout aussi crucial, se trouve l'hydratation.
L'eau joue un rôle vital dans presque toutes
les fonctions corporelles, et sa
consommation devrait être une priorité pour
tous les
athlètes. Les besoins en eau augmentent
avec l'intensité et la durée de l'exercice, et il
est essentiel de s'hydrater avant, pendant et
après l'entraînement.

Le petit déjeuner :

Le Repas Incontournable du Sportif

Le petit déjeuner est souvent qualifié de "repas le plus
important de la journée". Pourtant, dans le
tourbillon de la vie moderne, nombreux sont
ceux qui le négligent ou le sautent
complètement, y compris parmi les sportifs.
Mais pourquoi le petit déjeuner est-il si
crucial, en
particulier pour ceux qui sont actifs
physiquement ?
Plongeons dans l'importance de ce premier
repas et
découvrons comment il peut influencer la
performance, la récupération et la santé
globale

Le Rôle Énergétique du Petit Déjeuner

Après une nuit de jeûne, les réserves de
glycogène du corps commencent à s'épuiser.
Le glycogène est la
principale source d'énergie pour les muscles,
et sans un apport suffisant, la performance
peut en pâtir. En
prenant un petit déjeuner riche en glucides,
les athlètes peuvent reconstituer ces
réserves, assurant ainsi une
énergie stable pour les entraînements ou les

compétitions du matin.

La Stimulation du Métabolisme

Manger le matin peut également aider à stimuler le
métabolisme. Après une nuit de repos, le métabolisme
ralentit naturellement. En consommant un petit déjeuner nutritif, le corps reçoit le signal qu'il est temps de se réveiller et de commencer à brûler des calories, ce qui peut être bénéfique pour la gestion du poids.

La Concentration et la Fonction Cognitive

Le cerveau a besoin de glucose pour fonctionner
correctement. Un petit déjeuner équilibré peut fournir ce glucose essentiel, améliorant ainsi la concentration, la mémoire et la prise de décision. Pour les sportifs, cela peut se traduire par une meilleure stratégie de jeu, une réaction plus rapide et une meilleure coordination.

La Prévention des Blessures

Un petit déjeuner adéquat peut également
jouer un rôle dans la prévention des
blessures. Lorsque le corps est
bien nourri, il est mieux préparé à faire face
aux contraintes physiques de l'entraînement.
De plus,
certains nutriments, comme le calcium et la
vitamine D, qui peuvent être obtenus à partir
d'aliments courants au petit déjeuner comme
le lait ou le yaourt, sont essentiels pour la
santé des os.

L'Importance des Protéines

Pour les sportifs, l'apport en protéines au
petit déjeuner est crucial. Les protéines
aident à la réparation et à la croissance
musculaire, et consommer des protéines le
matin peut aider à stimuler la synthèse des
protéines musculaires tout au long de la
journée. Des options
comme les œufs, le fromage blanc ou les
smoothies protéinés sont d'excellents choix.

Les Micronutriments Essentiels

Le petit déjeuner est également une
occasion d'obtenir des vitamines et des
minéraux essentiels. Les fruits, les

céréales enrichies, les noix et les graines
peuvent fournir une gamme de nutriments
qui soutiennent la santé
globale et la performance sportive.

La Régularité des Repas
Avoir un petit déjeuner régulier peut
également aider à réguler l'appétit tout au
long de la journée. Cela peut
prévenir la suralimentation plus tard dans la
journée et aider à maintenir un poids
corporel sain.

MODULE 6

LA NUTRITION SPORTIVE AVANCÉE: PERFORMANCE MAXIMALE

introduction

La nutrition sportive a évolué bien au-delà
des bases de manger équilibré et de rester
hydraté. Avec
l'avancement de la science et de la
recherche, des
stratégies avancées ont été développées
pour aider les athlètes à maximiser leur
performance. Dans ce module, nous
plongerons profondément dans ces
techniques et découvrir comment une
nutrition optimale peut conduire à des
résultats exceptionnels.

105

comprendre la nutrition sportive avancée

La nutrition est souvent considérée comme le quatrième pilier de l'entraînement, aux côtés de l'entraînement
physique, mental et du repos. Pour un athlète, bien manger n'est pas seulement une question de santé,
mais aussi de performance. Dans le monde compétitif du sport, où chaque seconde compte, une nutrition
optimale peut faire la différence entre gagner et perdre.

1. La nutrition : carburant de l'athlète

1.1. Énergie pour l'entraînement et la compétition :

Chaque mouvement, chaque saut, chaque sprint nécessite de l'énergie. Cette énergie provient des aliments que nous consommons. Les glucides, par

exemple, sont la principale source d'énergie
pour les exercices de haute intensité, tandis
que les lipides
fournissent de l'énergie pour les activités de
faible intensité et de longue durée

La qualité plutôt que la quantité :
Il ne s'agit pas seulement de manger
beaucoup, mais de manger bien. Les
aliments riches en nutriments
fournissent non seulement de l'énergie, mais
aussi des vitamines, des minéraux et des
antioxydants essentiels qui aident à la
récupération et à la prévention des
blessures.

**Soutenir la croissance et la réparation
musculaire**
1.1.Protéines : les briques de construction :

Après un entraînement intense, les muscles
subissent des micro-déchirures. Les protéines
jouent un rôle
crucial dans la réparation de ces déchirures,
aidant
ainsi à renforcer et à développer la masse

musculaire.

Le timing est essentiel :
La fenêtre post-entraînement, généralement
les 30 minutes à 2 heures suivant l'exercice,
est considérée comme le moment optimal
pour consommer des
protéines pour maximiser la synthèse
protéique musculaire.

**Renforcer le système immunitaire
1.1.L'impact de l'entraînement
intensif :**
L'entraînement intensif peut affaiblir
temporairement le système immunitaire,
rendant l'athlète plus susceptible aux
infections. Une nutrition adéquate, riche en
vitamines et minéraux, peut aider à renforcer
les défenses naturelles du corps.

Les super-aliments pour les athlètes :
Des aliments comme les baies, les épinards,
les noix et
les graines sont riches en antioxydants et
peuvent aider à combattre l'inflammation,
favorisant ainsi une
récupération plus rapide.

Prévenir les blessures et la fatigue
1.1.Les minéraux essentiels :
Le calcium et la vitamine D sont essentiels
pour la santé des os, tandis que le
magnésium et le potassium aident à prévenir
les crampes musculaires.

Hydratation : la clé de la performance :
L'eau n'est pas seulement essentielle à la
vie; elle joue
également un rôle crucial dans la
performance sportive.
Une hydratation adéquate aide à prévenir la
déshydratation, qui peut entraîner une fatigue
prématurée et une diminution des
performances.

Stratégies avancées pour booster la performance : l'art de la nutrition ciblée

109

Dans le monde du sport, la différence entre un bon athlète et un grand athlète réside souvent dans les détails. Alors que la plupart des sportifs suivent des
régimes alimentaires équilibrés, ceux qui cherchent à
exceller vont souvent plus loin, adoptant des stratégies nutritionnelles avancées pour maximiser chaque once de performance. Ces stratégies, basées sur des
recherches scientifiques solides, peuvent offrir un avantage compétitif décisif.

**La périodisation nutritionnelle :
S'aligner sur les cycles d'entraînement
1.1.Qu'est-ce que la périodisation
nutritionnelle ?**

La périodisation nutritionnelle est l'art d'ajuster l'apport alimentaire en fonction des cycles d'entraînement. Elle reconnaît que les besoins nutritionnels d'un athlète ne sont pas statiques, mais évoluent en fonction des phases d'entraînement, qu'il s'agisse de la pré-saison, de la saison compétitive ou de la période de récupération.

Comment ça marche ?

Pendant les phases d'entraînement intensif, un athlète pourrait augmenter sa consommation de glucides pour soutenir des niveaux d'énergie élevés. En revanche, pendant les périodes de récupération ou de faible intensité, l'accent pourrait être mis sur les protéines pour aider à la réparation musculaire.

Supplémentation stratégique : Au-delà de l'alimentation de base

1.1.Les fondamentaux de la supplémentation :

La supplémentation ne doit jamais remplacer une alimentation équilibrée. Cependant, dans certaines situations, les suppléments peuvent offrir des avantages orogéniques qui peuvent aider à améliorer la performance ou la récupération.

Quels suppléments et pourquoi ?

Créatine : Reconnue pour améliorer la

puissance et la force musculaire, la créatine est l'un des
suppléments les plus étudiés et les plus efficaces pour les athlètes de force.
Bêta-alanine : Elle peut aider à retarder la fatigue musculaire, en particulier pendant les efforts de
haute intensité.
Caféine : Un stimulant bien connu, la caféine peut améliorer l'endurance et la concentration.
BCAA (acides aminés à chaîne ramifiée) : Ils peuvent aider à la récupération musculaire et à la réduction de la fatigue.

Techniques d'optimisation nutritionnelle :une approche ciblée pour maximiser la performance

Alimentation ciblée autour de l'entraînement : Le timing est tout
1.1.Avant l'entraînement : Préparation du carburant

Consommer des glucides complexes 2 à 3 heures avant l'entraînement peut fournir une source d'énergie
durable. Ajouter une source de protéines peut
également aider à prévenir la dégradation musculaire pendant l'exercice.

Pendant l'entraînement : Soutenir l'effort

Pour les sessions d'entraînement prolongées, consommer des glucides simples peut aider à maintenir les niveaux d'énergie. Les boissons électrolytiques
peuvent également aider à compenser la perte de minéraux due à la transpiration.

Après l'entraînement : Récupération et reconstruction

Un mélange de glucides et de protéines

après
l'entraînement peut aider à reconstituer les
réserves de glycogène et à réparer les
muscles. Les acides aminés à chaîne ramifiée
(BCAA) peuvent également être
bénéfiques pour la récupération musculaire.

**Jeûne intermittent et performance :
Une approche révolutionnaire**

Qu'est-ce que le jeûne intermittent ?
Le jeûne intermittent implique des périodes
alternées de jeûne et d'alimentation. Les
méthodes populaires
comprennent le jeûne 16/8 (jeûner pendant
16 heures et manger pendant une fenêtre de
8 heures) et le jeûne 5:2 (manger
normalement pendant 5 jours et réduire
considérablement l'apport calorique pendant
2 jours).

Avantages pour les athlètes
Le jeûne intermittent peut aider à améliorer
la composition corporelle, en réduisant la
graisse
corporelle tout en préservant la masse
musculaire. Il peut également améliorer la
sensibilité à l'insuline,

favoriser la santé cellulaire et augmenter la production d'hormone de croissance, bénéfique pour la
récupération.

Précautions à prendre

Bien que le jeûne intermittent puisse offrir de nombreux avantages, il est essentiel de l'aborder avec prudence.
Les athlètes doivent s'assurer qu'ils consomment
suffisamment de nutriments pendant leurs fenêtres
d'alimentation et devraient consulter un nutritionniste ou un entraîneur pour déterminer si cette approche
convient à leurs besoins spécifiques.

défis et mythes de la nutrition sportive avancée : séparer le factuel de la fiction

**Démystifier les régimes à la mode :
Régime cétogène (keto) :**

Le régime cétogène, riche en graisses et
pauvre en glucides, a gagné en popularité
pour ses prétendus avantages en matière de
perte de poids. Bien qu'il puisse être
bénéfique pour certaines populations,
comme les personnes souffrant d'épilepsie,
son
efficacité pour les athlètes est débattue.
Certains
sportifs peuvent ressentir une baisse
d'énergie, car les glucides sont une source
d'énergie rapide. Cependant, pour les sports
d'endurance, certains trouvent des
avantages à brûler des graisses comme
carburant principal.

Régime paléo :
Le régime paléolithique se concentre sur la
consommation d'aliments que nos ancêtres
chasseurs- cueilleurs auraient mangés. Bien
qu'il prône une
alimentation non transformée, riche en

protéines et en légumes, il exclut certains groupes alimentaires comme les céréales et les produits laitiers. Pour les athlètes, cela peut signifier manquer de sources essentielles de glucides et de calcium.

La vérité sur les glucides :
Les glucides : amis ou ennemis ?
Les glucides ont souvent été diabolisés, surtout avec
l'émergence de régimes faibles en glucides. Cependant, ils sont la principale source d'énergie pour le corps, en particulier pendant l'exercice de haute intensité. Les athlètes ont besoin de glucides pour reconstituer leurs réserves de glycogène et soutenir leur performance.

La qualité plutôt que la quantité :
Tous les glucides ne sont pas créés égaux. Les glucides complexes, comme les grains entiers, fournissent une
libération d'énergie plus lente et sont riches en fibres, vitamines et minéraux. En revanche, les glucides
simples, souvent trouvés dans les sucreries, peuvent entraîner des pics de glycémie.

ALIMENTATION ET ACTIVITÉ PHYSIQUE : LE DUO GAGNANT

Synergie entre nutrition et entraînement

L'interaction entre diète et performance sportive

L'alimentation est un pilier fondamental de la performance sportive. Elle ne se limite pas à

la simple fourniture d'énergie nécessaire à
l'activité physique, mais influence également
la manière dont le corps
répond à l'entraînement, se répare et se
développe. La diète d'un athlète est
comparable au carburant d'une
voiture de course : la qualité du carburant
détermine la performance de la voiture sur
la piste.
Chaque macronutriment joue un rôle
spécifique dans le soutien de la performance
sportive. Les glucides, par
exemple, sont la principale source d'énergie
pour les exercices de haute intensité. Les
protéines, quant à
elles, sont essentielles à la réparation et à
la croissance musculaire. Les lipides, bien
que souvent négligés,
fournissent une source d'énergie durable, en
particulier pour les exercices d'endurance de
faible à modérée intensité.
Mais au-delà des macronutriments, les
micronutriments tels que les vitamines et les
minéraux jouent également un rôle crucial. Ils
aident à la production d'énergie, à la
contraction musculaire, à la coagulation
sanguine et à la santé des os, pour n'en

nommer que quelques-uns.

Comment l'alimentation influence la capacité d'entraînement

L'alimentation peut être le facteur déterminant qui
permet à un athlète de pousser son corps à la limite pendant l'entraînement. Une alimentation inadéquate peut entraîner une fatigue prématurée, réduire la
capacité de l'athlète à s'entraîner à haute intensité et augmenter le risque de blessures. La synchronisation des repas est également cruciale. Manger des glucides avant l'entraînement peut fournir l'énergie nécessaire pour des sessions plus intenses. Après l'entraînement, consommer des protéines et des
glucides peut accélérer la récupération en reconstituant les réserves de glycogène musculaire et en soutenant la réparation musculaire.

De plus, la déshydratation, même légère, peut avoir un impact significatif sur la performance. C'est pourquoi il est essentiel de boire suffisamment avant, pendant et après l'entraînement.

L'importance de la nutrition dans la récupération post-entraînement
La récupération est un aspect souvent négligé de
l'entraînement, mais elle est tout aussi cruciale que l'entraînement lui-même. Sans une récupération
adéquate, les progrès peuvent être lents, et le risque de blessures augmente.

La nutrition joue un rôle central dans cette phase de
récupération. Immédiatement après l'entraînement, le
corps est particulièrement réceptif aux nutriments. C'est ce qu'on appelle la "fenêtre anabolique". Pendant cette période, la consommation de protéines et de glucides peut maximiser la synthèse des protéines musculaires et reconstituer rapidement les réserves de glycogène.
Les acides aminés à chaîne ramifiée (BCAA) présents dans les protéines sont particulièrement bénéfiques
pour la récupération. Ils peuvent réduire la dégradation musculaire et augmenter la synthèse des protéines.
En conclusion, la synergie entre nutrition et entraînement est indéniable. Une alimentation adaptée peut améliorer la performance, augmenter la capacité d'entraînement et accélérer la récupération. Pour un
athlète, comprendre et appliquer ces principes peut
faire la différence entre une bonne performance et une performance exceptionnelle.

Planification alimentaire pour l'athlète

Les bases d'une alimentation adaptée à l'entraînement

L'alimentation d'un athlète n'est pas simplement une question de consommation de calories. Il s'agit d'une stratégie bien pensée, conçue pour soutenir l'entraînement, améliorer la performance et favoriser la récupération. Les besoins nutritionnels varient en fonction du type de sport, de l'intensité de l'entraînement, de la durée de l'activité et des objectifs individuels de l'athlète.

Tout d'abord, les macronutriments - glucides, protéines et lipides - sont les piliers de l'alimentation sportive. Les glucides sont la principale source d'énergie pour les exercices de haute intensité. Les protéines soutiennent

la réparation et la croissance musculaire,
tandis que les lipides fournissent une source
d'énergie durable pour les activités
d'endurance.
Cependant, la qualité des sources de ces
macronutriments est essentielle. Privilégier les
glucides complexes comme les céréales
complètes, les
légumineuses et les légumes, plutôt que les
sucres
simples. Les protéines de haute qualité,
comme celles trouvées dans la viande
maigre, la volaille, le poisson, les œufs et les
produits laitiers, sont préférables. Les
lipides devraient provenir principalement de
sources insaturées, comme les huiles
végétales, les noix, les graines et les
poissons gras.

Repas pré-entraînement : Maximiser l'énergie et la concentration

Le repas pré-entraînement a un impact direct
sur la performance. Il fournit l'énergie
nécessaire pour
l'entraînement et peut influencer la
concentration mentale. Un repas bien
équilibré, consommé 2 à 3
heures avant l'entraînement, est idéal. Il

devrait être riche en glucides pour remplir les réserves de
glycogène, modéré en protéines et faible en lipides pour faciliter la digestion.
Les aliments à IG (index glycémique) bas ou modéré, comme les flocons d'avoine, le riz brun ou les patates
douces, peuvent fournir une libération d'énergie stable. Évitez les aliments gras ou trop épicés, car ils peuvent causer des inconforts digestifs pendant l'entraînement. Une petite collation riche en glucides, comme une
banane ou une barre énergétique, peut également être consommée 30 minutes avant l'entraînement pour
fournir un boost d'énergie rapide.

Repas post-entraînement : Soutenir la récupération et la croissance musculaire

Après un entraînement intense, le corps est dans un état catabolique, ce qui signifie qu'il décompose les tissus
musculaires pour fournir de l'énergie. Pour inverser ce
processus et entrer dans un état anabolique,

où le corps construit et répare les muscles, une nutrition post-
entraînement appropriée est cruciale.
Les 30 minutes à 2 heures suivant l'entraînement sont
souvent appelées la "fenêtre anabolique". Pendant cette période, le corps est particulièrement réceptif aux
nutriments. Un mélange de glucides et de protéines est recommandé. Les glucides reconstituent les réserves de
glycogène épuisées, tandis que les protéines fournissent les acides aminés nécessaires à la réparation et à la
croissance musculaire.
Des études ont montré qu'un ratio de 3:1 ou 4:1 de glucides à protéines est idéal. Une boisson de récupération, un smoothie ou un repas équilibré peuvent fournir ces nutriments
conseils

Nutritionnels pour une performance optimale

Les nutriments clés pour booster l'énergie et

l'endurance L'énergie et l'endurance sont
deux éléments essentiels
pour tout athlète, qu'il s'agisse d'un coureur
de fond,
d'un cycliste ou d'un joueur de football. Pour
maximiser ces deux composantes, il est
crucial de comprendre et d'intégrer certains
nutriments dans son régime alimentaire.
Glucides : Ils sont la principale source
d'énergie pour les muscles pendant l'exercice.
Les glucides complexes, tels que les grains
entiers, les légumineuses et les légumes,
fournissent une libération d'énergie lente et
stable,
idéale pour les activités d'endurance.
Protéines : Essentielles pour la réparation et
la croissance musculaire, les protéines jouent
également un rôle dans la production
d'énergie, en particulier lors d'exercices
prolongés lorsque les réserves de glycogène
sont épuisées.
Lipides : Les graisses, en particulier les
graisses insaturées, sont une source
d'énergie concentrée. Elles sont essentielles
pour les activités d'endurance de
longue durée.
Fer : Ce minéral joue un rôle crucial dans le

transport de l'oxygène vers les muscles. Une carence en fer peut
entraîner une fatigue prématurée.

Magnésium : Il est essentiel pour la production d'énergie et la contraction musculaire. Une alimentation riche en légumes verts, noix et graines peut aider à garantir un apport adéquat.

Suppléments alimentaires : Mythes et réalités

Avec la montée de la culture fitness, le marché des
suppléments alimentaires a explosé.
Cependant, tous les suppléments ne sont pas créés égaux, et il est
essentiel de démystifier certaines idées reçues.
Protéines en poudre : Bien qu'utiles pour ceux qui ont du mal à atteindre leurs besoins en protéines par
l'alimentation, elles ne sont pas nécessaires pour tout le monde. Une alimentation équilibrée peut souvent fournir suffisamment de protéines.

Créatine : L'un des suppléments les plus
étudiés, la créatine peut améliorer la
performance dans les
activités de haute intensité et de courte
durée.
Cependant, elle n'est pas bénéfique pour les
activités d'endurance.
BCAA : Les acides aminés à chaîne ramifiée
peuvent
soutenir la récupération musculaire, mais leur
efficacité est encore débattue.
Vitamines et minéraux : Si vous avez une
alimentation équilibrée, vous n'avez
probablement pas besoin de
suppléments. Cependant, certains athlètes
peuvent bénéficier d'une supplémentation
spécifique, surtout s'ils ont des carences.

Hydratation : Le rôle crucial de l'eau dans la performance sportive

L'eau est souvent négligée en matière de
nutrition
sportive, mais elle est essentielle à la
performance. Elle régule la température
corporelle, lubrifie les
articulations et transporte les nutriments vers

les cellules.
La déshydratation, même légère, peut avoir un impact significatif sur la performance. Elle peut entraîner une augmentation de la température corporelle, une
diminution de la force musculaire et une réduction de l'endurance.
Il est donc crucial de boire régulièrement avant,
pendant et après l'exercice. La couleur de l'urine est un bon indicateur d'hydratation : une urine claire indique une bonne hydratation, tandis qu'une urine foncée suggère une déshydratation.
En conclusion, une nutrition optimale est bien plus que la simple consommation de calories. C'est une
combinaison d'une alimentation équilibrée, d'une hydratation adéquate et, dans certains cas, d'une supplémentation judicieuse. En comprenant et en appliquant ces principes, les athlètes peuvent
maximiser leur performance et atteindre leurs objectifs sportifs.

MODULE 8
(BONUS)

MENU POUR LA SEMAINE 2100 CALORIES

Lundi

Petit déjeuner
Café ou thé sucré
Pain 80 g + beurre 10 g
Fromage 30g

Déjeuner
Salade de pommes de
terre 100g Gigot grillé
100g
Haricots verts sautés
200g
1 yaourt nature

1 poire Pain 40g

Diner
Salade de tomates 100g
Cabillaud au four 100g
Riz au curry 200g
Fromage 30g

Pain 40g

Huile de tournesol 10g
ou 2 c à café ..

Petit déjeuner
Café ou thé sucré Pain
60g
Jambon 40g
1 yaourt nature

Déjeuner
Macédoines de légumes
100g Rôti de veau 100g
Epinards 200g
Camenbert 30g

3 à 4 abricots Pain 50g

Diner
Radis 100g
2 œufs sur le plat
Pâte à la tomate 200 g
Fromage blanc 100g
1 Ramequin de compote
150g Pain 50g

Mercredi

Petit déjeuner
Café ou thé sucré
Pain 60g beurre 10g
Fromage blanc 150g
100ml de jus de

pamplemousse frais

Déjeuner
Céleri vinaigrette 100g
Brochette de bœuf100g
Gnocchis 200g
1 pomme caramel

Pain 50g

Diner
Betteraves 100g
Filet de merlan au citron
100g Tomates
provençales 200g
Camembert 30g
1 petite banane

Pain 50g

Collation après midi si
besoin

Jeudi

Petit déjeuner
1 Bol de lait 1⁄2 écrémé
300ml Corn-flakes 40g
Pain 30g
1 œuf à la coque

Déjeuner
Asperges 100g
Escalope 100g
Pommes de terre
sautées 200g 1 yaourt

nature
1 bol de fraises 200g
Pain 40g

Diner
Salade verte à la
ciboulette
1 Tranche de jambon
blanc 60g Bettes à la
vapeur 200g
1 tartelette
Pain 30g

Collation si besoin

Vendredi

Petit déjeuner

Café ou thé sucré
Lait 1⁄2 écrémé 200ml
1 verre de jus d'orange
frais Pain 100g + 10g de
beurre

Déjeuner
Salade verte
Filet de merlan grillés
100g Ratatouille 200g
Fromage 30g
1 Ramequin de pèches
au sirop 150g Pain 50g

Diner
Chou fleur vinaigrette
100g Pouletrôti100g

Nouilles 200g
Fromage 30g

1 orange
Pain complet 50g

Petit déjeuner
Café ou thé sucré
100 ml de jus d'orange
frais Pain 60g + beurre
10g
2 petits suisses

Déjeuner
Concombres vinaigrette
100g Steak haché +

sauce aux échalotes
100g
Riz 200g

1 Ramequin de crème
caramel150g Pain
complet 40g

Diner
Saucisson 50g ou 5
tranches fines 1 œuf à
la coque
Endives braisées
Fromage blanc 100g

1 bol de fraises sucrées
200g

Pain complet 40g
Collation à 16 heures si
besoin ou envie

2 fruits ou 2 carré de
chocolat

Dimanche

Petit déjeuner
Café ou thé sucré
Lait ½ écrémé 200ml 2
croissants
1 jus d'orange frais

Déjeuner
Salade verte 100g
Bavette 100g

Salsifis 200g ou carottes
1 yaourt

15 cerises
Pain complet 30g

Diner
Salade d'endives 100g
Cervelle d'agneau 100g
Gratin dauphinois 200g
Pain complet 30g
1tranche de melon 200g

Collation si besoin fruits
ou 10 amendes

MODULE 9
(BONUS)

MENU POUR LA SEMAINE 2800 CALORIES

Lundi

Petit déjeuner
Café ou thé sucré
Lait 1⁄2 écrémé: 200 ml
2 à 3 tranches pain
complet ou céréales ou

biscottes aux
fibres+beurre
1 yaourt nature ou (et)
une orange

Déjeuner
Salade de riz
100grammes Faux filet
grillé 100grammes
Haricots verts sautés
200 g Fromage 40 g

1 Poire pain 80 g

Diner
Salade de tomates 100g
Daurade au four 100g

Pommes de terre
persillées 200g Fromage
40 g

1 ramequin de pèches
au sirop 150 g Pain 80g

Collation

1 fruit frais ou une
poignées d'amandes 1
carré de chocolat noir à
72%

Mardi

Petit déjeuner
Café ou thé sucré

Fromage 40g
Pain 100g Beurre 15g
100 ml de jus d'orange
pressé

Déjeuner
Concombres à la menthe
100g Rôti de veau 100g
1 Pâtisserie 4 Prunes
Pain 50g

Diner
Carottes râpées 100g
Omelettes aux fines
herbes : 2 œufs Epinards
200g
1 yaourt nature

1ramequin de compote
150 g
Pain 50g

Collation 2 fruits Café
ou thé vert

Mercredi

Petit déjeuner
Café ou thé sucré
Pain 60g beurre 10g
Fromage blanc 150g
100ml de jus de
pamplemousse frais

Déjeuner

Taboulé 100g
Crudité à volonté
Féculents 300 g pâtes
ou pizza ou riz

Diner
Salade verte
Roastbeef100g Riz au jus
200g Fromage 40g

1 Ramequin de poires au
sirop 150 à 200 g
Pain 80g

Collation
2 clémentines
1 carré de chocolat noir

à 72 %

Petit déjeuner
Café ou thé sucré
Biscottes aux fibres 100 g + beurre 15g
1/2 Pamplemousse

Déjeuner
Poulet au citron 150g
Pommes de terre boulangères 200g 1 yaourt nature
1 brugnon
Pain 80g

Diner
Radis 100g
Steach haché 100g
Coeurs de laitue braisée
200g Pain complet 80 g

Collation

2 clémentines
1 poignée d'amandes

Petit déjeuner
Café ou thé sucré
Fromage 40 g

Pain 100 g + beurre 15 g
1 Ramequin de compotes
150 g

Déjeuner
Salade de pommes de
terre 100g Turbot braisé
100g
Tomates provencales
200g
1 Bol de fraises 200 g

Pain Complet de
préférence 80 g

Diner
Céleri vinaigrette 100 g

2 œufs sur le plat
Riz à la tomate 200 g
1 yaourt nature

1 Ramequin de
macédoine de fruits 150
g

Collation

2 carré de chocolat à 72
%
Une poignée d'amandes
Equivalences des
aliments
100 g de viande = 1
steak ou 1 escalope de

volaille ou 150 g de
poissons ou 2 œufs

Petit déjeuner
Café ou thé sans sucre 1
œuf à la coque
1 yaourt nature
Pain 80g + beurre 15g

1 péche cuite

Déjeuner
Salade verte 100g
Filet mignon de porc 100
g Endives braisées 200g
Fromage blanc 100 g

1 Bol de framboises
200g Pain 80g

Diner
Salade de crudités
variées 100g Hachis
parmentier 400g
Fromage 30 g
1 Ramequin de cerises
au sirop 150 g Pain
complet 80g

collation

Une pomme et une
mandarine

Dimanche

Petit déjeuner
Café ou thé sucré
Pain 100 g + beurre 15 g
Céréales 50 g
1 jus d'orange pur fruits

Déjeuner
Saumon fumé 50g
Côte de bœuf grillé 100g
Pommes de terre
rissolées 200g Fromage
40g
1 pâtisserie
Pain 60g

Diner
**Asperges 100g
Jambon blanc 80 g
Chou fleur sauté 200 g
1 bol de fraises ou de
framboises 200g
Pain 60 g**

**Collation
Un ou deux fruits ...**